40 Recetas De Comidas Para Considerar Luego de Dejar De Fumar:

Controle Los Antojos Con Nutrición Apropiada y Una Dieta Saludable

Por

Joe Correa CSN

DERECHOS DE AUTOR

Esta publicación está diseñada para proveer información precisa y autoritaria respecto al tema en cuestión. Es vendido con el entendimiento de que ni el autor ni el editor están envueltos en brindar consejo médico. Si éste fuese necesario, consultar con un doctor. Este libro es considerado una guía y no debería ser utilizado en ninguna forma perjudicial para su salud. Consulte con un médico antes de iniciar este plan nutricional para asegurarse que sea correcto para usted.

RECONOCIMIENTOS

Este libro está dedicado a mis amigos y familiares que han tenido una leve o grave enfermedad, para que puedan encontrar una solución y hacer los cambios necesarios en su vida.

40 Recetas De Comidas Para Considerar Luego de Dejar De Fumar:

Controle Los Antojos Con Nutrición Apropiada y Una Dieta Saludable

Por

Joe Correa CSN

CONTENIDOS

Derechos de Autor

Reconocimientos

Acerca Del Autor

Introducción

40 Recetas De Comidas Para Considerar Luego de Dejar De Fumar: Controle Los Antojos Con Nutrición Apropiada y Una Dieta Saludable

Otros Títulos de Este Autor

ACERCA DEL AUTOR

Luego de años de investigación, honestamente creo en los efectos positivos que una nutrición apropiada puede tener en el cuerpo y la mente. Mi conocimiento y experiencia me han ayudado a vivir más saludablemente a lo largo de los años y los cuales he compartido con familia y amigos. Cuanto más sepa acerca de comer y beber saludable, más pronto querrá cambiar su vida y sus hábitos alimenticios.

La nutrición es una parte clave en el proceso de estar saludable y vivir más, así que empiece ahora. El primer paso es el más importante y el más significativo.

INTRODUCCIÓN

40 Recetas De Comidas Para Considerar Luego de Dejar De Fumar: Controle Los Antojos Con Nutrición Apropiada y Una Dieta Saludable

Por Joe Correa CSN

Hay muchos estudios publicados sobre cómo el fumar afecta nuestra salud física y mental. Ansiedad, dolores de cabeza, hambre y problemas de concentración son solo algunos de los síntomas.

Tomar la decisión de dejar de fumar es probablemente la mejor que habrá hecho en su vida entera. Lamentablemente, ser consciente del daño que fumar puede ocasionarle no es suficiente para forzarnos a tomar esta decisión vital. La clave yace en nuestra cabeza y cuán fuertemente nos dediquemos a desechar lo que nos está dañando y a vivir una vida larga y saludable.

Sin embargo, un problema importante relacionado con esto, es un mito que usualmente escuchamos: "Si dejo de fumar, ¡probablemente ganaré peso!". El problema es que todos los fumadores están acostumbrados a tener algo en sus manos y boca, y cuando dejan de fumar, se vuelven hacia los bocadillos poco saludables para mantener a éstas dos ocupadas. Este hábito, naturalmente, conlleva a un aumento de peso, lo cual nuevamente está relacionado con el fumar.

Los antojos de comida están en su máximo esplendor durante las primeras semanas de recuperación. Este es un tiempo crucial para engañar a su organismo y eliminar esos sentimientos.

Los antojos no son un misterio. Los médicos y nutricionistas concuerdan en que el tipo de comida que ingiere determina la cantidad de antojos que tiene. Comidas integrales y saludables con abundantes frutas, vegetales, frutos secos y semillas, han sido probadas para reducir los antojos. Los carbohidratos saludables llenos de fibra y azúcar natural mantendrán sus niveles de glucosa apropiados y su apetito bajo control.

¡Este libro le ofrece exactamente eso! Repleto de recetas saludables que definitivamente controlarán sus antojos de comida y mantendrán su organismo balanceado. Las recetas aquí dentro, como "Gachas de Cebada" o "Avena Nocturna con Manzana Verde y Pasas de Uva", están repletas de fibras y son la forma perfecta de empezar su nuevo día, saludable y libre de cigarros.

He combinado algunos ingredientes sorprendentemente nutritivos, pero también los he combinado de una forma deliciosa. Una vez que haya probado el "Carne Estofada con Aceitunas" o el "Estofado de Cordero Sureño", estará preparando estas recetas por muchos años venideros. Son simples, extremadamente saludables, y sorprendentemente fáciles de hacer.

Empezando a preparar estas recetas, usted estará casi en el punto donde los problemas de salud, el mal aliento y los conflictos respiratorios sean cosa del pasado. ¡Ha dejado de fumar! Y realmente quisiera tomar esta oportunidad para decir "¡Felicitaciones!". Es una de las pocas personas que tiene fuerza de voluntad. Debería estar orgulloso de usted mismo. Mi libro está aquí para ayudarlo a mejorar su salud general y darle a su cuerpo la forma más sencilla de superar los antojos.

40 Recetas De Comidas Para Considerar Luego de Dejar De Fumar: Controle Los Antojos Con Nutrición Apropiada y Una Dieta Saludable

1. Copos de Avena Cremosos con Palta y Linaza

Ingredientes:

½ palta, pelado

1 kiwi grande, pelado y rebanado

2 tazas de leche desnatada

½ taza de copos de avena

1 cucharada de linaza

Preparación:

Poner los copos de avena en un bowl. Agregar una taza de leche y dejar reposar por 10 minutos.

Mientras tanto, poner el kiwi, palta y el restante de leche en una procesadora de comida. Pulsar brevemente para combinar.

Transferir a un bowl y mezclar bien para combinar con la avena. Rociar con linaza y servir.

Esta receta es también una gran opción para preparar y dejar reposar por la noche. Servir frío.

Información nutricional por porción: Kcal: 420, Proteínas: 13.5g, Carbohidratos: 64.2g, Grasas: 21.5g

2. Gachas de Cebada

Ingredientes:

½ taza de cebada, cocido

1 taza de leche de almendra

1 cucharada de miel

Un puñado de dátiles frescos, finamente trozado

1 cucharada de jugo de limón fresco

1 cucharada de almendras, finamente trozado

Preparación:

Dejar la cebada en remojo durante la noche. Colar y poner en una cacerola profunda. Agregar dos tazas de agua y hervir. Cocinar por 15 minutos a fuego medio. Remover, colar y dejar enfriar.

Transferir a una procesadora de comida. Añadir los dátiles frescos y pulsar hasta que se incorporen bien.

Poner en un bowl, agregar la leche de almendra, una cucharada de jugo de limón, y cubrir con almendras trozadas finamente. Añadir una cucharada de miel y servir.

Información nutricional por porción: Kcal: 172, Proteínas: 15.5g, Carbohidratos: 48.8g, Grasas: 1.2g

3. Yogurt Griego con Arándanos agrios

Ingredientes:

1 ½ taza de Yogurt Griego

1 banana grande

¼ taza de arándanos agrios

1 cucharadita de azúcar de vainilla

1 cucharada de miel

Preparación:

Pelar y trozar la banana. Aplastar bien con un tenedor y transferir a una procesadora. Agregar el yogurt griego, azúcar de vainilla y miel. Pulsar bien para combinar y verter en un bowl.

Añadir los arándanos agrios y servir. Puede agregar 1 cucharada de canela (opcional)

Información nutricional por porción: Kcal: 322, Proteínas: 7.3g, Carbohidratos: 60.6g, Grasas: 8.1g

4. Avena Nocturna con manzanas verdes y pasas de uva

Ingredientes:

4 cucharadas de copos de avena

1 cucharada de pasas de uva

1 cup de leche desnatada

1 manzana verde pequeña, pelada y trozada

1 cucharada de miel

Preparación:

En un bowl mediano, combinar los copos de avena con la leche. Añadir la miel y refrigerar durante la noche.

Agregar una cucharada de pasas de uva y cubrir con manzana trozada antes de servir. Puede agregar media cucharadita de canela, pero esto es opcional.

Información Nutricional por porción: Kcal: 322, Proteínas: 7.3g, Carbohidratos: 60.6g, Grasas: 8.1g

5. Postre de Marcha y Banana

Ingredientes:

2 bananas grandes, peladas y trozadas

1 ½ cucharadita de Matcha

1 taza de Yogurt Griego (puede ser reemplazado por yogurt de almendra)

2 cucharada de miel

2 cucharada de jugo de limón recién exprimido

Preparación:

Combinar los ingredientes en una procesadora y mezclar por 30 segundos. Poner la mezcla en un bowl y refrigerar durante la noche.

Servir frío.

Información nutricional por porción: Kcal: 195, Proteínas: 3.6g, Carbohidratos: 39.5g, Grasas: 3.6g

6. Cereal de Cebada Caliente con Frutillas

Ingredientes:

1 taza de cebada de rápida cocción

3 tazas de leche desnatada

1 cucharada de harina de lino molida

¼ cucharadita de sal

¼ taza de jalea de frutilla

4-5 frutillas frescas, rebanadas

1 cucharada de almendras, trozadas

Preparación:

En una cacerola grande, verter la cebada de rápida cocción, leche desnatada, una cucharada de harina de lino y sal. Hervir y reducir el fuego a medio. Cocinar por 10 minutos. Remover del fuego y dejar enfriar.

Añadir la jalea de frutilla y las almendras. Cubrir con frutillas frescas y servir.

Información nutricional por porción: Kcal: 122, Proteínas: 2.5g, Carbohidratos: 26.7g, Grasas: 1.8g

7. Calabacín Cremoso Horneado con Tomillo

Ingredientes:

1 calabacín mediano, rebanadas en rodajas de 1 pulgada de espesor

2 tomates grandes, rebanadas en rodajas de 1 pulgada de espesor

1 pimiento rojo grande, rebanadas en rodajas de 1 pulgada de espesor

5 cucharada of Yogurt Griego

1 diente de ajo, aplastado

1 cucharadita de tomillo seco

3 huevos enteros

3 cucharada de leche entera

1 ½ cucharada de queso parmesano, rallado

½ cucharadita de sal

¼ cucharadita de pimienta

3 cucharada de aceite de oliva

Preparación:

Precalentar el horno a 350 grados.

Engrasar una fuente de 9x13 pulgadas con aceite de oliva y dejar a un lado.

En un bowl pequeño, mezclar el yogurt griego, ajo y queso parmesano.

En otro bowl, batir los huevos con la leche y el tomillo seco.

Poner el calabacín en la fuente. Hacer una capa de tomates encima y terminar con una de pimiento rojo. Esparcir la mezcla de yogurt griego encima y hornear por 30 minutos.

Remover del horno y esparcir la mezcla de huevo usando un cepillo de cocina.

Hornear por 3 minutos más y servir.

Información nutricional por porción: Kcal: 150, Proteínas: 7.9g, Carbohidratos: 7.3g, Grasas: 12.2g

8. Risotto Caliente de Mejillones con Romero

Ingredientes:

1 taza de arroz

7 onzas mejillones

1 cebolla pequeña, finamente trozado

1 diente de ajo, aplastado

1 cucharada de romero seco, finamente trozado

¼ taza de alcaparras saladas

1 cucharadita de ají picante, molido

½ cucharadita de sal

3 cucharada de aceite de oliva

4 anchoas saladas

Preparación:

Poner el arroz en una cacerola grande. Agregar 3 tazas de agua y hervir. Cocinar por 15 minutos, revolviendo ocasionalmente.

Calentar el aceite de oliva a fuego medio. Agregar la cebolla trozada y el ajo. Freír hasta que trasluzca. Añadir los mejillones, romero, ají picante y sal. Continuar cocinando por 7-10 minutos. Remover del fuego y combinar con el arroz.

Añadir las alcaparras, cubrir con anchoas y mezclar bien.

¡Servir!

Información nutricional por porción: Kcal: 187 Proteínas: 4g, Carbohidratos: 39g, Grasas: 17g

9. Cuscús de Tomate Frío

Ingredientes:

5 onzas de cuscús

3 cucharada de salsa de tomate

3 cucharada de jugo de limón

1 cebolla mediana, trozadas

1 taza de caldo vegetal

½ pepino mediano, rebanadas

½ zanahoria mediana, rebanadas

¼ cucharadita de polvo de chile

¼ cucharadita de sal

¼ cucharadita de pimienta negra

3 cucharada de aceite de oliva

½ taza de perejil fresco, trozadas

Preparación:

Primero, verter el cuscús en un bowl grande. Hervir el caldo vegetal y añadirlo al cuscús de a poco, revolviendo constantemente. Dejar por 10 minutos hasta que el cuscús absorba el líquido. Cubrir con una tapa y dejar a un lado. Revolver de vez en cuando para acelerar el proceso de remojo y romper los grumos con una cuchara.

Mientras tanto, precalentar el aceite de oliva en una sartén, y agregar la salsa de tomate. Añadir la cebolla trozada y cocinar hasta que trasluzca. Dejar a un lado para enfriar unos minutos.

Añadir la salsa de tomate al cuscús y revolver bien. Agregar el jugo de limón, perejil trozado, ají molido, sal y pimienta a la mezcla, y revolver nuevamente.

Servir con pepino rebanado, zanahoria y perejil.

Información nutricional por porción: Kcal: 261, Proteínas: 8.2g, Carbohidratos: 38.8g, Grasas: 7.4g

10. Estofado de Carne magra y berenjena

Ingredientes:

7 onzas carne magra, trozadas en piezas del tamaño de un bocado

1 berenjena, rebanadas

1 cebolla mediana, pelado y trozada

2 tomates grandes frescos, trozados

1 papa grande, trozadas

7.5 onzas frijoles verdes

3.5 onzas repollo, rallado

1 Ají picante mediano

2 tallos de apio

3 cucharada de aceite de oliva

1 cucharada de vinagre de vino rojo

Sal a gusto

1 cucharadita de azúcar

½ cucharada de albahaca, seca

Preparación:

Trozar las berenjenas en piezas del tamaño de un bocado y sazonar con sal. Dejar reposar por 5 minutos y lavar bien.

Mientras tanto, calentar el aceite de oliva a fuego medio. Añadir las cebollas y freír por 2-3 minutos. Agregar el apio, albahaca, azúcar, sal, vinagre y tomates. Cocinar por 2 minutos más.

Transferir a una cacerola profunda y agregar los ingredientes restantes. Añadir una taza de agua y cocinar por 20 minutos a fuego alto.

Información nutricional por porción: Kcal: 198 Proteínas: 38g, Carbohidratos: 27g, Grasas: 19g

11. Envueltos de Yogurt Cremoso con Tomates Maduros

Ingredientes:

8 onzas pechuga de pollo, sin piel ni hueso, cortados en piezas del tamaño de un bocado

½ pimiento mediano, finamente trozado

½ taza de frijoles rojos, cocido

3 tomates grandes maduros, trozados

3 cucharada de aceite de oliva extra virgen

½ cucharadita de orégano seco

1 cucharadita de azúcar

1 cucharadita de comino molido

¼ taza de perejil fresco, finamente trozado

½ pepino, rebanadas

1 taza de yogurt espeso

4 tortillas redondas (puede usar pan pita)

Preparación:

Calentar el aceite de oliva en una sartén mediana a fuego medio. Añadir el tomate trozado y freír por 5 minutos, o hasta que el líquido se haya evaporado. Agregar el orégano, comino y azúcar. Mezclar bien, cubrir y dejar a un lado.

Mientras tanto, calentar un poco más de aceite de oliva. Añadir el pollo trozado y freír por 10 minutos, revolviendo constantemente.

Rociar un poco de agua sobre cada tortilla y calentarlas en un microondas. Esparcir la mezcla de tomate sobre cada tortilla, añadir el pepino rebanado, la carne trozada, el pimiento rojo y los frijoles rojos. Cubrir con yogurt y perejil. ¡Servir!

Información nutricional por porción: Kcal: 270, Proteínas: 39g, Carbohidratos: 31g, Grasas: 13g

12. Hamburguesas de batata con jalea de higo

Ingredientes:

1lb batata, pelada

8 onzas harina común más 4 onzas más para la masa

2 onzas granos de trigo

1 yema de huevo

2 onzas manteca, derretida

1 cucharadita de sal

Relleno:

8 onzas de jalea de higo sin azúcar

4 onzas manteca

1.5 onzas pan rallado

Otros:

Azúcar impalpable

Preparación:

Pelar la batata y rebanar en rodajas de 1 pulgada de espesor. Poner en una cacerola profunda y añadir suficiente agua para cubrir. Hervir y cocinar hasta que ablanden. Esto debería llevar 5 minutos.

Remover del fuego y colar. Aplastarlas hasta hacer un puré suave. Puede usar una procesadora. Transferir a un bowl. Añadir 8 onzas de harina, granos de trigo, yema de huevo, sal y manteca. Si usa una procesadora, será mucho más fácil. Mezclar bien hasta hacer una mezcla suave como una masa.

Amasar hasta obtener una masa de 1,5 pulgadas de espesor. Cortar en cuadrados de 2 pulgadas. Poner una cucharadita de jalea de higo en cada cuadrado, cubrir con otro y presionar las puntas bien.

Poner las hamburguesas en una cacerola profunda y añadir suficiente agua para cubrir. Cocinar por 15 minutos a fuego medio. Remover del fuego y colar. Dejar enfriar por un rato.

Mientras tanto, derretir la manteca en una sartén. Añadir el pan rallado y freír por 2-3 minutos. Rociar el pan rallado sobre las hamburguesas y añadir un poco de azúcar impalpable.

Servir.

Información nutricional por porción: Kcal: 182, Proteínas: 1.5g, Carbohidratos: 27.5g, Grasas: 8.4g

13. Pollo al Jengibre De Cocción Lenta

Ingredientes:

2 libras cuartos traseros de pollo (con piel y hueso)

1 cucharada polvo de chile

Albahaca fresca

Pimienta Negra, molida fresca

Sal Marina

16 onzas agua de coco

1 cucharada jengibre rallado, fresco

1 cucharada semillas de cilantro

8 dientes de ajo pelados y aplastados

Preparación:

Poner los cuartos traseros de pollo junto con el ajo en una cacerola de cocción lenta. Agregar el resto de las especias, rociándolas parejo sobre el pollo. Verter el agua de coco y añadir la albahaca fresca. Cubrir y poner el fuego bajo. Debe cocinar el pollo por 3 a 4 horas, hasta que estén lo suficientemente blandas para comer. El líquido también dará un aroma cuando el pollo con jengibre y ají esté listo.

Información nutricional por porción: Kcal: 301 Proteínas: 33.2g, Carbohidratos: 3.2g, Grasas: 15.4g

14. Estofado Sureño de Cordero

Ingredientes:

3lbs chuletas de cordero

10 ajíes secos

1 ½ cucharadita de sal

4 Ajíes Japoneses

1 cucharada comino molido

3 tazas de agua

1 cebolla amarilla grande, en cuartos

5 dientes de ajo aplastados

Preparación:

Tomar un cuchillo afilado y rebanar cada ají al medio. Asegúrese de cortarlo en dos mitades para que las semillas y ramas puedan ser removidas fácilmente. En una sartén pequeña, añadir los ajíes. Poner todas las especias junto con el ajo y la cebolla. Luego, verter 3 tazas de agua. Subir el fuego al máximo y hervir. Una vez hervido, dejar reposar por 10 minutos.

Tomar 2 tazas de la mezcla de la sartén junto con ajo, cebolla y ajíes, y poner en una procesadora. Hacer puré la mezcla hasta que esté completamente suave. Tomar las chuletas de cordero y ponerlas en la cacerola. Verter la mezcla de la procesadora sobre las chuletas, subir el fuego a medio, y dejar cocinar por 1 hora. Revolver la salsa bien y desmenuzar las chuletas antes de servir.

Información nutricional por porción: Kcal: 135 Proteínas: 15.62g, Carbohidratos: 5g, Grasas: 8.31g

15. Ensalada de Salmón

Ingredientes:

2 pepinos medianos, rebanadas

Un puñado de Lechuga Iceberg, desmenuzada

¼ taza de maíz dulce

1 tomate grande, trozados

8 onzas salmón ahumado, rebanadas

4 cucharada de jugo de naranja recién exprimido

Aderezo:

1 ¼ taza de yogurt líquido, 2% grasa

¼ taza de mayonesa sin grasa

1 cucharada de menta fresca, finamente trozado

2 dientes de ajo, aplastado

1 cucharada de semillas de sésamo

Preparación:

Combinar los vegetales en un bowl grande. Rociar con jugo de naranja y cubrir con rodajas de salmón. Dejar a un lado.

En otro bowl, batir el yogurt, mayonesa, menta, ajo y semillas de sésamo.

Rociar sobre la ensalada y mezclar. Servir frío.

Información nutricional por porción: Kcal: 521, Proteínas: 32.2g, Carbohidratos: 63.5g, Grasas: 24.3g

16. Pasta Italiana Fresca con Perejil Y Mariscos

Ingredientes:

1 paquete de cualquier pasta que le guste

1 libra de mix de mariscos congelados

4 cucharada de aceite de oliva

2 dientes de ajo, aplastado

1 cebolla pequeña, pelado y cortado finamente

½ cucharadita de orégano seco

¼ cucharadita de sal

¼ taza de vino blanco

Preparación:

Usar las instrucciones del paquete para preparar la pasta. Colar y dejar a un lado.

Calentar el aceite de oliva a temperatura media. Añadir la cebolla y ajo y freír hasta que trasluzca. Agregar los mariscos, orégano, vino y sal. Reducir el fuego al mínimo y cocinar hasta que la mezcla de mariscos esté blanda. Querrá ver el pulpo ya que es lo que más tarda en cocinarse. Apagar el fuego, añadir la pasta y cubrir. Dejar reposar por 10 minutos antes de servir.

Información Nutricional Por Porción: Kcal: 315 Proteínas: 20g, Carbohidratos: 42g, Grasas: 8g

17. Pan pide con vegetales estofados

Ingredientes:

7 onzas carne molida magra

½ pimiento verde pequeño, finamente trozado

½ pimiento rojo pequeño, finamente trozado

1 tomate grande, pelado y trozada

1 cebolla pequeña, finamente trozado

½ taza de queso gouda rallado

4 cucharada de aceite de oliva extra virgen

1 cucharadita de pimienta cayena, molido

1 cucharadita de ají picante, molido

½ cucharadita de sal

1 pan pide

Preparación:

Precalentar el horno a 350 grados.

Calentar dos cucharadas de aceite de oliva a temperatura media. Freír la cebolla por 2 minutos y añadir los pimientos rojos y verdes trozados. Continuar cocinando por 1 minuto más y agregar la carne. Cocinar por 10 minutos y remover del fuego.

Esparcir la mezcla de carne sobre el pan pide, añadir el tomate trozado, queso gouda rallado, pimienta cayena, ají picante y sal. Cubrir con dos cucharadas de aceite de oliva y hornear por 5 minutos.

Servir caliente.

Información nutricional por porción: Kcal: 369, Proteínas: 30g, Carbohidratos: 58g, Grasas: 24g

18. Canelones de Carne molida

Ingredientes:

1 pack de canelones (8.8 onzas)

2 cebollas moradas medianas, finamente trozado

1 libra de carne molida magra

½ cucharadita de sal

¼ cucharadita de pimienta negra molida, fresca

3 cucharada de aceite vegetal

Preparación:

Calentar el aceite vegetal a fuego medio. Freír las cebollas por 3 minutos y añadir la carne molida. Revolver bien y continuar cocinando por otros 10 minutos. Usar la mezcla para rellenar los canelones.

Poner en el horno por 20 minutos, o hasta que doren.

Información nutricional por porción: Kcal: 417, Proteínas: 47g, Carbohidratos: 43.5g, Grasas: 24g

19. Estofado de Primavera Magro

Ingredientes:

1 libra tomates asados en cubos

4 cuartos traseros de pollo, sin piel ni hueso

1 cucharada albahaca seca

8 onzas caldo de pollo

Sal y pimienta

4 onzas de pasta de tomate

3 tallos de apio trozados

3 zanahorias trozadas

2 ajíes picantes, finamente trozado

2 cucharadas de aceite de oliva

1 cebolla trozada finamente

2 dientes de ajo, aplastado

½ lata de champiñones

Crema agria

Preparación:

Calentar el aceite de oliva a fuego medio/alto. Agregar el apio, cebollas y zanahorias, y freír por 5 a 10 minutos, revolviendo. Transferir a una cacerola profunda y añadir la pasta de tomate, albahaca, ajo, champiñones y sazón. Continuar revolviendo los vegetales hasta que estén completamente cubiertos por la salsa de tomate. Al mismo tiempo, cortar el pollo en cubos pequeños para que sea más simple comerlo.

Poner el pollo en una cacerola profunda, verter el caldo de pollo encima y añadir los tomates. Revolver para asegurarse de que los ingredientes y vegetales se hayan mezclado bien. Bajar el fuego al mínimo y cocinar por 1 hora. Los vegetales y el pollo deberían estar cocidos antes de apagar el fuego. Cubrir con crema agria y servir

Información nutricional por porción: Kcal: 291Proteínas:27g, Carbohidratos: 37g, Grasas: 3g

20. Estofado de Carne con Aceitunas

Ingredientes:

2 libras de carne molida

1 cebolla, pelado y trozada

2 ajíes picantes, finamente trozado y sin semillas

3 dientes de ajo, aplastado

2 cucharadita de comino, molido

2 cucharada de vinagre de sidra de manzana

28 onzas de tomates asados

Sal a gusto

½ cucharadita de canela, molido

Aceite para freír

Para Servir:

¼ taza de aceitunas verdes

1 cucharada de pasas de uva

1 cucharada de almendras tostadas

Preparación:

Calentar unas tres cucharadas de aceite a temperatura media/alta. Añadir el ajo, cebolla y ajíes picantes. Freír por 5 minutos y agregar el comino y canela. Mezclar bien y cocinar por otro minuto.

Sazonar la carne con un poco de sal y poner en una sartén. Freír por varios minutos y luego agregar los otros ingredientes. Hervir y reducir el fuego al mínimo. Cocinar por 10 minutos.

Cubrir con aceitunas verdes, almendras tostadas y pasas de uva

Información nutricional por porción: Kcal: 521 Proteínas: 38g, Carbohidratos: 29.5g, Grasas: 15g

21. Ensalada Roja de Naranja

Ingredientes:

Hojas de lechuga frescas, lavadas

1 pepino pequeño, rebanado

½ pimiento rojo, rebanadas

1 taza de mix de mariscos congelados

1 cebolla, pelado y cortado finamente

3 dientes de ajo, aplastado

¼ taza de jugo de naranja fresco

5 cucharada de aceite de oliva extra virgen

Sal a gusto

Preparación:

Calentar 3 cucharadas de aceite de oliva extra virgen a fuego medio/alto. Agregar la cebolla y el ajo. Freír revolviendo por 5 minutos. Reducir el fuego al mínimo y añadir 1 taza de mariscos congelados. Cubrir y cocinar por 15 minutos hasta que ablanden. Remover del fuego y dejar enfriar.

Mientras tanto, combinar los vegetales en un bowl. Añadir las 2 cucharadas restantes de aceite de oliva, jugo de naranja fresco y un poco de sal. Mezclar bien.

Cubrir con los mariscos y servir inmediatamente.

Información nutricional por porción: Kcal: 286, Proteínas: 34.5g, Carbohidratos: 28g, Grasas: 26g

22. Rollos de Carne magra

Ingredientes:

1 taza de arroz

1 libra de carne molida

¼ taza de tomate trozado finamente

¼ taza de pimiento rojo finamente trozado

1 cucharada de pasta de tomate

1 cucharada de ají picante, molido

1 ají picante, en cubos pequeños

½ cucharadita de sal

¼ cucharadita de pimienta

1 cucharada de jugo de lima fresco

1 puñado de col

1 taza de crema para servir

1 cucharada de manteca

Preparación:

Hervir levemente la col (2 minutos será suficiente). Remover del fuego y colar. Dejar a un lado.

Mientras tanto, en un bowl grande, combinar los ingredientes y mezclar bien. Usar una cucharada de esta mezcla para cada rollo. Derretir la manteca en una cacerola profunda y poner los rollos. Agregar ¼ taza de agua, cubrir y cocinar por 30 minutos a fuego medio.

Servir con crema, queso o yogurt.

Información nutricional por porción: Kcal: 151 Proteínas: 49g, Carbohidratos: 19.1g, Grasas: 9g

23. Ensalada de Cilantro y Frijoles

Ingredientes:

1 taza de frijoles cocidos

½ taza de maíz dulce

3 cebollas de verdeo, trozadas

¼ ají picante pequeño, finamente trozado

¼ cucharadita of cilantro

½ cucharadita de vinagre de vino rojo

1 cucharadita de jugo de limón fresco

3 cucharada de aceite de oliva extra virgen

Una piza de sal

Preparación:

En un bowl pequeño, combinar el aceite de oliva con el vinagre de vino tinto, jugo de limón fresco y una pizca de sal. Mezclar bien y usarlo para sazonar los otros ingredientes.

¡Servir!

Información nutricional por porción: Kcal: 151 Proteínas: 49g, Carbohidratos: 19.1g, Grasas: 9g

24. Ensalada de Ají Con pimientos

Ingredientes:

1 taza de frijoles blancos

1 pimiento rojo, trozadas

1 cucharadita de ají picante molido

1 cucharadita de perejil, finamente trozado

1 cucharada de aceite de oliva

1 cucharadita de jugo de limón

½ cucharadita de sal Marina

Preparación:

Lavar y pelar los pimientos. Trozas en piezas del tamaño de un bocado. Mezclar con los frijoles en un bowl grande y cubrir con aceite de oliva, jugo de limón y sal. Servir frío.

Información nutricional por porción: Kcal: 95 Proteínas: 5.9g, Carbohidratos: 11.8g, Grasas: 5g

25. Ensalada Hojosa de Pechuga de Pollo

Ingredientes:

1 pieza de pechuga de pollo, 0.5 pulgadas de espesor, sin piel ni hueso

1 taza de lechuga fresca trozada

Varias hojas de espinaca

½ taza de frijoles pre cocidos

1 cucharada de jugo de lima fresco

1 cucharadita de ají molido

1 cucharada de aceite vegetal

Pizca de sal

Preparación:

Precalentar una sartén antiadherente a fuego medio/alto. Lavar y secar la carne usando papel de cocina. Grillar por 4-5 minutos de cada lado. Puede usar un poco de agua si es necesario. Remover del fuego y cortar en trozos.

Combinar la carne con los otros ingredientes, mezclar bien con aceite vegetal, jugo de lima fresco y una pizca de sal. Servir.

Información nutricional por porción: Kcal: 189 Proteínas: 31g, Carbohidratos: 24g, Grasas: 12g

26. Sopa De Frijoles Norteños

Ingredientes:

1 libra de frijoles grandes del norte, secos

¾ taza de cebollas, pelado y cortado finamente

½ cucharada de aceite vegetal

½ cucharada de comino, molido

½ cucharada de orégano, seca

Sal y pimienta a gusto

4 tazas de caldo de pollo

1 diente de ajo, aplastado

1 libra de pechuga de pollo, sin piel ni hueso

4 onzas lata de ajíes verdes, trozadas

Preparación:

Poner los frijoles en una cacerola profunda. Añadir suficiente agua para cubrirlos y hervir. Cocinar por varios minutos y retirar del fuego. Cubrir y dejar reposar por varias horas hasta que ablanden. Colar y secar bien.

Calentar un poco de aceite en una sartén. Añadir la cebolla y freír por 1 minuto. Ahora agregar los frijoles, el ajo y el caldo de pollo. Reducir el fuego y cocinar por 2 horas.

Precalentar el horno a 350 grados. Poner los ingredientes en una fuente y cubrir bien. Hornear por una hora. Servir caliente.

Información nutricional por porción: Kcal: 111 Proteínas: 8.1g, Carbohidratos: 25.4g, Grasas: 8g

27. Estofado de Lentejas, Cilantro y Zanahorias

Ingredientes:

10 onzas lentejas

1.5 cucharada de manteca

1 zanahoria mediana, pelado y rebanado

1 papa pequeña, pelado y trozada

1 hoja de laurel

¼ taza de perejil, finamente trozado

½ cucharada de cilantro fresco

Sal a gusto

Preparación:

Derretir la manteca en una sartén mediana. Añadir la zanahoria, papa y perejil. Mezclar bien y freír por unos 5 minutos.

Ahora añadir las lentejas, 1 hoja de laurel, un poco de sal y cilantro. Agregar unas 4 tazas de agua y hervir. Reducir el fuego, tapar y cocinar hasta que las lentejas ablanden.

Rociar con un poco de perejil antes de servir.

Información nutricional por porción: Kcal: 313 Proteínas: 36g, Carbohidratos: 42.1g, Grasas: 28g

28. Risotto de Vegetales Magros De Primavera

Ingredientes:

1 taza de arroz

½ taza de frijoles verdes, pre cocidos

2 pimientos rojos medianos, finamente trozado

1 calabacín mediano, rebanadas

1 pieza de pechuga de pollo, sin piel ni hueso

3 cucharada de aceite de oliva extra virgen

½ cucharadita de sal

Preparación:

Poner el arroz en una cacerola profunda. Añadir 2 tazas de agua y hervir. Reducir el fuego y cocinar hasta que el agua se haya evaporado. Revolver ocasionalmente.

Añadir el aceite de oliva, sal, calabacín, frijoles verdes y pimientos. Agregar una taza de agua y continuar cocinando por otros 10 minutos.

Mientras tanto, calentar una sartén antiadherente. Poner la pechuga de pollo y cubrir. Cocinar por 15 minutos o hasta que la carne se haya ablandado. Servir con arroz.

Información nutricional por porción: Kcal: 220 Proteínas: 8g, Carbohidratos: 45g, Grasas: 3g

29. Sopa De Calabaza Dulce

Ingredientes:

21 onzas pulpa de calabaza dulce, trozadas

2 cebolla medianas, pelado y cortado finamente

1 diente de ajo

1 pimiento rojo, finamente trozado

1 cucharada de salsa de tomate fresca

½ cucharada de polvo de chile

2 hojas de laurel

2 tazas de vino tinto

1 taza de agua

1 cucharadita de tomillo, seca

Sal y pimienta a gusto

Aceite para freír

Preparación:

Calentar un poco de aceite en una sartén y agregar las cebollas. Freír por 2 minutos y añadir el pimiento rojo, salsa de tomate y polvo de chile. Continuar cocinando hasta que el pimiento se haya ablandado. Agregar los ingredientes restantes y hervir. Reducir el fuego al mínimo y cocinar por una hora.

Remover del fuego y servir.

Información nutricional por porción: Kcal: 130 Proteínas: 24g, Carbohidratos: 29g, Grasas: 11g

30. Almendras con frijoles con arroz

Ingredientes:

3 cucharada de aceite de oliva

2 cucharada de aceite vegetal

1 cebolla pequeña, pelado y trozada

3 dientes de ajo, aplastado

28 onzas frijoles pre cocidos

1 cucharadita de mejorana seca

1 ají picante pequeño, finamente trozado

3 cucharada de salsa Worcestershire

1.7 onzas almendras tostadas, trozadas

Un puñado de semillas de calabaza para servir

1 taza de arroz cocido, para servir

Preparación:

Combinar el aceite de oliva con aceite vegetal y calentar a fuego medio/alto. Añadir la cebolla trozada y los dientes de ajo. Freír por 2-3 minutos y añadir los otros ingredientes.

Verter ¼ taza de agua y cocinar por 10 minutos, o hasta que toda el agua se haya evaporado.

Remover del fuego y dejar reposar. Servir con arroz y cubrir con semillas de calabaza.

Información nutricional por porción: Kcal: 113 Proteínas: 17g, Carbohidratos: 35g, Grasas: 16g

31. Estofado Vegetariano de Guisantes

Ingredientes:

21 onzas guisantes, pre cocidos

1 tomate mediano, trozados

1 cebolla mediana, pelado y rebanado

2 zanahorias grandes, pelado y rebanado

2 papas pequeñas, pelado y trozada

1 tallo de apio

Un puñado de perejil, finamente trozado

2 dientes de ajo, aplastado

2 hojas de laurel

4 cucharada de salsa de tomate fresca

Aceite de oliva

Preparación:

Precalentar un poco de aceite de oliva a fuego medio/alto. Añadir la cebolla y el ajo. Freír por varios minutos y agregar la zanahoria, pasta de tomate y apio. Cocinar por 10 minutos, revolviendo constantemente. Bajar el fuego al mínimo y añadir los otros ingredientes. Verter 4 tazas de agua y cubrir. Cocinar por unos 45 minutos.

Servir caliente.

Información nutricional por porción: Kcal: 186 Proteínas: 22g, Carbohidratos: 38g, Grasas: 23g

32. Patas de Pollo Picantes Asadas

Ingredientes:

1lb patas de pollo

1 taza de aceite vegetal

1 cucharadita Pimienta cayena

1 cucharadita sal

1 cucharada romero seco, aplastado

1 cucharada granos de pimienta

1 cucharadita azúcar morena

Preparación:

Combinar las especias con el aceite vegetal. Lavar y secar las patas de pollo y remojarlas en esta mezcla. Refrigerar por una hora.

Precalentar el horno a 300 grados. Usar un poco de la marinada para engrasar la fuente. Poner las patas de pollo en ella con la piel hacia arriba y cubrir con papel aluminio.

Asar por una hora y remover el aluminio. Volver al horno y asar por otros 15 minutos.

Información nutricional por porción: Kcal: 350 Proteínas: 51g, Carbohidratos: 0g, Grasas: 15g

33. Ensalada de Naranja y Rúcula Con Pavo Ahumado

Ingredientes:

3.5 onzas rúcula, desmenuzada

3.5 onzas lechuga de cordero, desmenuzada

3.5 onzas lechuga, desmenuzada

8 onzas pechuga de pavo ahumada, trozadas en piezas del tamaño de un bocado

2 naranjas grandes, pelado y rebanado

Para el Aderezo:

¼ taza de Yogurt Griego

3 cucharada de jugo de limón

1 cucharadita de vinagre de sidra de manzana

¼ taza de aceite de oliva

Preparación:

Combinar los vegetales en un bowl grande. Añadir la pechuga de pavo y mezclar bien. Agregar las naranjas en rodajas y dejar a un lado.

Poner el yogurt griego en un bowl pequeño. Añadir jugo de limón, sidra de manzana y aceite de oliva. Batir bien hasta que quede todo combinado.

Rociar sobre la ensalada y servir.

Información nutricional por porción: Kcal: 271, Proteínas: 25.3g, Carbohidratos: 21.8g, Grasas: 7.5g

34. Batido Desintoxicante de Palta

Ingredientes:

½ palta, pelado y trozado

1 banana, pelado y trozada

Puñado de espinaca bebe, desmenuzada

1 cucharada de miel

1 cucharadita de cúrcuma, molido

1 cucharada de linaza, molido

1 cucharada de bayas de Goji

Preparación:

Poner los ingredientes en una batidora y mezclar bien por 20 segundos.

Servir frío.

Información nutricional por porción: Kcal: 298, Proteínas: 4.2g, Carbohidratos: 35.6g, Grasas: 0.9g

35. Ensalada de Melón Dulce con Avellanas

Ingredientes:

2 onzas avellanas tostadas, trozadas

1lb melón, cortados en piezas del tamaño de un bocado

3.5 onzas rúcula fresca, desmenuzada

5 onzas frambuesas frescas

Aderezo:

3.5 onzas frambuesas frescas

3 cucharada de jugo de lima fresco

1 cucharada de azúcar de vainilla

3 cucharada de aceite de avellana

Preparación:

Combinar el melón, rúcula, frambuesas y avellanas en un bowl grande.

Poner todos los ingredientes del aderezo en una procesadora. Pulsar para combinar y rociar sobre la ensalada.

Servir frío.

Información nutricional por porción: Kcal: 87, Proteínas: 0.8g, Carbohidratos: 15.3g, Grasas: 0.4g

36. Pechuga de Pavo Marinada

Ingredientes:

1lb pechuga de pavo, sin piel ni hueso

1 cucharada de aceite de oliva

4 dientes de ajo

2 cucharada de vinagre de sidra de manzana

5 cucharada of de perejil fresco, finamente trozado

1 cucharadita de orégano

½ cucharadita de sal

Preparación:

Lavar y secar la carne. Dejar a un lado.

Combinar todos los otros ingredientes en un bowl grande. Poner la carne en él y marinar por 1 hora.

Precalentar el grill y asar la carne por unos 10 minutos de cada lado. Una buena idea es agregar un poco de la marinada mientras se cocina (una cucharada sería suficiente).

Servir inmediatamente.

Información nutricional por porción: Kcal: 131, Proteínas: 21.4g, Carbohidratos: 3.7g, Grasas: 3.5g

37. Frijoles Asados en El Horno

Ingredientes:

24 onzas frijoles pre cocidos

1 cebolla grande, pelado y cortado finamente

2 cebollas de verdeo, finamente trozado

3 dientes de ajo, aplastado

2 zanahorias, pelado y rebanado

2 cucharada de ají molido

1 cucharada de cúrcuma molida

Preparación:

Precalentar el horno a 350 grados.

Combinar los ingredientes en una fuente profunda. Añadir unas 3 tazas de agua y mezclar bien. Hornear por 30 minutos.

Información nutricional por porción: Kcal: 180 Proteínas: 24g, Carbohidratos: 32g, Grasas: 21g

38. Quínoa con Maíz Dulce y Jugo de Lima

Ingredientes:

2 cucharada de aceite de oliva

2 dientes de ajo, aplastado

1 jalapeño ají picante, finamente trozado

1 taza de quínoa

1 taza de frijoles verdes, pre cocidos

1 tomate mediano, finamente trozado

1 taza de maíz dulce

1 cucharadita de pimienta cayena

1 palta, pelado y sin carozo

1 lime, en jugo

Un puñado de cilantro fresco

Sal y pimienta a gusto

Preparación:

Precalentar el aceite de oliva a fuego medio. Añadir el ají picante y ajo. Freír por un minuto.

Agregar la quínoa, frijoles verdes, tomate, maíz y polvo de chile. Reducir el fuego y cubrir. Cocinar por unos 20 minutos.

Mientras tanto, limpiar la palta y trozar en piezas del tamaño de un bocado. Combinar con el jugo de lima y cilantro fresco. Añadir a la mezcla y servir.

Información nutricional por porción: Kcal: 374 Proteínas: 31g, Carbohidratos: 64g, Grasas: 28g

39. Ensalada Cítrica de Primavera

Ingredientes:

1 cebolla pequeña, pelado y cortado finamente

2 tomates medianos, trozadas

1 taza de cilantro fresco, finamente trozado

2 tazas de tuna, sin líquido

1 lima mediana, en jugo

¼ cucharadita de sal Marina

1/8 cucharadita de pimienta negra molida, fresca

Preparación:

Combinar los tomates, queso, cebollas y cilantro en un bowl grande. Añadir el jugo de lima y mezclar.

Desmenuzar el atún en piezas pequeñas y sazonar con sal y pimienta. Poner en el bowl.

Mezclar gentilmente para distribuir los ingredientes y servir.

Información nutricional por porción: Kcal: 165, Proteínas: 2.1g, Carbohidratos: 17.5g, Grasas: 11.2g

40. Pan de Centeno Fácil

Ingredientes:

1 taza de harina de trigo integral

1 taza de harina de centeno

½ taza de harina común

2 cucharadita de levadura seca

1 ½ taza de agua caliente

2 cucharada de aceite de oliva extra virgen

1 cucharada de miel

1 cucharadita de sal

¼ taza de linaza

Preparación:

Combinar todos los ingredientes secos en un bowl grande. Agregar agua caliente gradualmente, revolviendo constantemente con una batidora eléctrica al máximo. Añadir la miel y continuar mezclando hasta tener una masa suave.

Formar el pan y cubrir con una toalla de cocina. Dejar reposar por una hora a temperatura ambiente.

Precalentar el horno a 350 grados.

Poner el pan en una fuente y hornear por 45 minutos.

Dejar enfriar antes de servir.

Información nutricional por porción: Kcal: 83, Proteínas: 3.2g, Carbohidratos: 15.4g, Grasas: 1.2g

OTROS TITULOS DE ESTE AUTOR

70 Recetas De Comidas Efectivas Para Prevenir Y Resolver Sus Problemas De Sobrepeso: Queme Calorías Rápido Usando Dietas Apropiadas y Nutrición Inteligente
Por
Joe Correa CSN

48 Recetas De Comidas Para Eliminar El Acné: ¡El Camino Rápido y Natural Para Reparar Sus Problemas de Acné En 10 Días O Menos!
Por
Joe Correa CSN

41 Recetas De Comidas Para Prevenir el Alzheimer: ¡Reduzca El Riesgo de Contraer La Enfermedad de Alzheimer De Forma Natural!
Por
Joe Correa CSN

70 Recetas De Comidas Efectivas Para El Cáncer De Mama: Prevenga Y Combata El Cáncer De Mama Con una Nutrición Inteligente y Alimentos Poderosos
Por

Joe Correa CSN

www.ingramcontent.com/pod-product-compliance
Lightning Source LLC
Chambersburg PA
CBHW062151020426
42334CB00020B/2561